RÉFORME

DE LA MÉDECINE

PAR LA CHIMIE.

RÉVOLUTION DE M. RASPAIL,

Par J.-B. VIALLE, du Viallard,

Docteur en médecine de la Faculté de Paris, ancien
Officier de santé militaire, Médaillé de l'Ordre
Impérial de Sainte-Hélène.

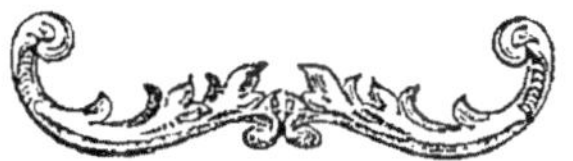

BRIVE,

IMPRIMERIE JULES VERLHAC.

1863.

RÉFORME DE LA MÉDECINE

PAR LA CHIMIE.

RÉVOLUTION DE M. RASPAIL,

Par J.-B. VIALLE, du Viallard,

Docteur en médecine de la Faculté de Paris, ancien Officier de santé militaire, Médaillé de l'Ordre Impérial de Sainte-Hélène.

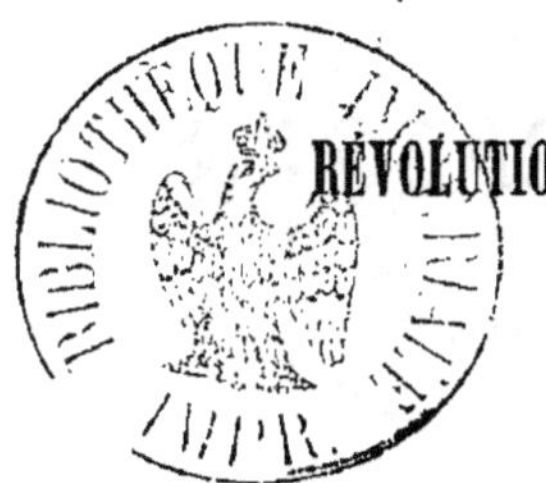

RÉVOLUTION ET RÉFORME EN MÉDECINE.

CHIMIE MÉDICALE.

(Préambule).

Il y a révolution en médecine toutes les fois que le progrès de la science amène les médecins qui le suivent et le comprennent à changer généralement le mode de traitement des maladies. D'autres révolutions peuvent être un mal ; celle-ci, du moins, est toujours utile et avantageuse à l'humanité, parce que son but et ses effets sont de diminuer les maladies, surtout les maladies graves et les proportions de la mortalité.

Ce changement de médication peut provenir, ou bien de ce que quelqu'un de ces hommes de génie, dont les siècles sont avares, fait connaître la nature, jusqu'à lui ignorée, d'un grand nombre de maladies, ce qui permet de traiter méthodiquement et avec connaissance de causes la généralité des affections morbides, ce que l'on ne pouvait faire auparavant, de telle sorte que cet homme est réellement le fondateur de la science (Broussais) ; ou bien de ce que, un de ces hommes trop rares, expliquant le mode d'action de certains médicaments avant lui employés empiriquement, c'est-à-dire sans savoir ce que l'on faisait, trouve la règle de les appliquer d'une manière générale (M. Raspail).

La vraie découverte de ce dernier, dont nous voulons nous occuper spécialement, résulte de ce qu'il a porté utilement dans l'art de guérir les moyens de la chimie, ce qu'on avait vainement tenté avant lui et ce que l'on croyait généralement impossible, comme devant détruire l'organisation et la vie.

1864

Broussais fut révolutionnaire, mais non réformateur en médecine, parce qu'il perfectionna, mais ne changea pas le mode de traitement des maladies qu'il reconnut et dont il démontra la réalité. Il ne fit que supprimer les modes de traitements pernicieux appliqués aux maladies dont on ne connaissait pas la nature; ce qui vaut une réforme. M. Raspail, au contraire, sera un révolutionnaire réformateur, en ce qu'il changera généralement les règles de la thérapeutique. Toutefois, la révolution opérée par M. Raspail n'aura pas l'éclat qu'a eu celle de Broussais, parce qu'elle n'est pas présentée dans les formes par son auteur même, qui s'étudie, au contraire, à détruire la médecine, science élevée par un travail de vingt siècles, refondée, restaurée et constituée définitivement et inébranlablement par Broussais. M. Raspail voudrait saper cette science, ce qui est de la folie. Par suite, la découverte de M. Raspail reste méconnue et ignorée des médecins, dont elle combat les idées vitalistes et qui ont aussi à craindre de compromettre leurs intérêts par des succès trop faciles que le ridicule même se plait à attaquer; ce que ne doivent pas redouter pourtant des hommes consciencieux et qui comprennent qu'ils sont responsables des événements ou accidents graves et de la mortalité qui résulterait de leur ignorance et de ce qu'ils restent en arrière du progrès de la science.

On comprend que nous n'entendons parler ici que des découvertes chimiques de M. Raspail, et non de sa tentative, que nous qualifions de folie, de vouloir porter la pathologie dans les museums d'histoire naturelle, en attribuant la généralité des maladies à des insectes ou à des vers, alors que ces parasites n'en constituent réellement aucune, attendu que les maladies sont toujours des lésions de la vitalité, et que le parasitisme animé n'en peut être que la cause, devant être prise en grande considération, mais non exagérée, dans le traitement des maladies. Ces idées sont d'une grande importance, et nous nous faisons un devoir de les livrer à la publicité, en les soumettant à la critique, sans nous occuper précisément de ce qu'elles sont en opposition, soit à celles de M. Raspail lui-même, soit aux idées médicales généralement reçues. Ancien élève de Broussais, nous sommes acerbe, peut-être, envers M. Raspail; mais il n'a pas besoin de porter envie au mérite et à la gloire de ses devanciers : il a assez de ses mérites personnels pour monter à l'apothéose, et nous voudrions voir couler le bronze ou tailler le marbre qui doivent transmettre à la postérité l'image de cet homme qui sera un des grands bienfaiteurs de l'humanité, en ne prenant de lui que les découvertes bien prouvées et la raison qu'il a démontrée.

En voulant détruire la médecine, M. Raspail n'aboutit réellement qu'à l'agrandir immensément, qu'à la rendre plus utile, plus facile et plus sûre dans son application pratique. Nous ne connaissons pas de plus grands médecins que lui, malgré ses dédains pour le diplôme et pour la doctrine médicale.

AVANT-PROPOS HISTORIQUE.

La médecine est née de l'observation et de l'expérience. Elle a été d'abord empirique.

Dès le moment que l'empirisme a pu être raisonné et expliqué, la médecine est devenue dogmatique ; mais quel est ce dogme qui constitue essentiellement la médecine ? Evidemment c'est le vitalisme, c'est-à-dire la connaissance de la vie considérée dans l'organisme, dans les fonctions qui la constituent et qui sont l'exercice de la force ou des propriétés vitales étudiées dans les organes, de la connaissance aussi des modificateurs de la vie, c'est-à-dire des agents qui l'entretiennent, la maintiennent ou la détruisent.

La médecine passa d'abord de l'empirisme à la philosophie qui s'en empara. Hippocrate l'en sépara pour en constituer une science en portant toutefois la philosophie dans la médecine et admit la force vitale qu'il appela Nature (en grec : *Energon*, force, vertu). On ne sait trop s'il l'a placée dans les solides ou dans les fluides organiques. Il connaissait très peu d'anatomie. Hippocrate fut ainsi le père de la médecine, mais cet enfant s'accroîtra et grandira lentement, reculant souvent par les erreurs, avançant par bonds par les découvertes pendant plus de deux mille ans, avant de pouvoir figurer au rang des sciences. Galien, 5oo ans après Hippocrate, commenta et étendit l'œuvre de ce fondateur , mais en posant des hypothèses qui n'ont pu se maintenir. Il fut surtout humoriste en attribuant les maladies aux vices des humeurs ; il créa ainsi la médecine humorale, qu'on appelle Galénisme.

Paracelse, au seizième siècle (1526-155o), combattit Galien et la philosophie d'Aristote, qui régnait alors despotiquement dans les écoles ; il les traita avec le plus grand mépris, Galien surtout, et brûla publiquement leurs livres. Il respecta pourtant Hippocrate; mais Paracelse ne donna rien de mieux que ce qu'il voulait détruire ou qui pût en tenir lieu. La médecine, sous lui, devint théosophique : c'était le temps de la cabale, de la magie, de l'alchimie. Mais Paracelse, qui représente principalement ces erreurs, étincelle toujours de génie. Il avait prévu les essences médicales découvertes depuis lui, ainsi que les alcalis végétaux. Cherchant l'or partout , il prévoyait aussi que l'on pouvait trouver mieux que l'or dans les éléments les plus communs. Par son *archée*, sorte d'âme qu'il logeait dans l'estomac , il semblait prévoir les grandes sympathies de cet organe et le grand rôle qu'il joue dans les maladies. Le Galénisme ne fut pas détruit, mais il s'affaiblira de plus en plus, tandis qu'Hippocrate grandira désormais en considération.

Nous ne retrouvons plus les erreurs de Paracelse que dans quelques croyances et pratiques superstitieuses ; nous retrouvons encore Galien dans ce jargon médical vulgaire qui nous demande tous les jours si c'est le sang ou la bile qui cause ces douleurs. Au reste, nulle doctrine ne rejette entièrement celle de Galien, car si la force vitale est dans les solides organiques, les fluides sont les excitants nécessaires de cette force, et l'on a raison de dire : « le sang, c'est la vie ». Le sang est l'aboutissant de tous les fluides organiques et celui duquel tous les autres proviennent. Il ne faut donc pas abuser de la saignée, et l'on doit chercher à remédier aux altérations humorales démontrées au moins par les résultats du traitement, et non en les supposant hypothétiquement à la manière de Galien.

Les progrès de l'anatomie, qui eurent lieu surtout aux seizième et dix-septième siècles, la découverte principalement de la circulation et celle des vaisseaux lymphatiques, vinrent donner à la médecine des fondements plus solides.

Boerhaave, médecin très érudit et aussi savant qu'on pouvait l'être au dix-septième siècle, fut principalement humoriste Il commenta et continua Galien, et fut plus mathématicien ou physicien que vitaliste. On lui doit une théorie sur le mécanisme de l'inflammation ; quant à la cause essentielle ou vitale de cet état morbide, il ne faut pas la lui demander.

Sthall, son contemporain, fut plus vitaliste et plus hypocratique ; mais il attribua toutes les maladies à l'âme et borna la médecine à l'expectation des efforts que fait la nature pour les guérir. Cette doctrine valait moins que celle de Paracelse. La physiologie et l'anatomie pathologique devaient donner à la médecine des bases moins immatérielles et des indications plus utiles.

Haller, le grand Haller, trouva dans l'*irritabilité*, qui se compose de la *sensibilité* et de la *contractilité*, la véritable force vitale. Depuis, les immenses travaux de ce physiologiste et de son école, ont pressenti que la santé dépendait d'une excitation modérée, et les maladies, d'un défaut ou d'un excès d'excitation de l'irritabilité.

Des philosophes tels que Locke, Condillac et d'autres, moins heureux après eux, ont voulu s'emparer de la sensibilité pour déduire de cette faculté toutes les opérations de l'entendement. Notre Cabanis, Gall et tous les physiologistes, ont revendiqué, à juste titre, cette éminente faculté et ont étendu le nombre des sens bien au-delà de ceux que voyaient les philosophes.

Cependant la doctrine Hallérienne restait dans les cartons physiologiques, trop peu appliquée en médecine. L'illustre école de Montpellier, où brillaient tant de sciences, était encore attachée, plus ou moins, à la doctrine de Sthall. Les écoles ne fondent pas et n'appliquent pas les doctrines ; conservatrices des anciennes,

elles font aux nouvelles la plus forte opposition, ce qui n'empê-
che pas la vérité de se faire jour, et les écoles perdent le prestige
de leur considération. La faculté de Paris nia longtemps la découverte de Harvey, elle refusa d'admettre Bichat dans son sein ;
Broussais n'y entra que par un tour de force du ministre Casimir
Perrier. M. Raspail a été particulièrement maltraité ; mais qu'il
se console et reste sur la brèche : la faveur même nuisit à Broussais, parce que, dès le moment qu'il fut entré dans la faculté, il
ne fit plus qu'une guerre douce et presque amicale, tandis qu'auparavant il foudroyait l'erreur avec toute la force de l'éloquence
et de la raison.

Un médecin obscur, un anglais, plus boxeur que médecin
peut-être, Brown, systématisa en médecine la doctrine Hallérienne ; mais il prit le contre-pied de la vérité et tomba dans
l'erreur ; pourtant ce système erroné se répandit presque partout, condamnation accablante et méritée des doctrines du temps.

Des nosologistes, tels que Sauvages, et Pinel surtout, avaient
classé au lieu de maladies, des antithèses de leur formation, des
groupes de sinyptômes créés dans leur cerveau et qui ne représ-
sentaient nullement les maladies qu'ils entendaient décrire. Ce
n'était pas là de la science.

Bichat étudia les propriétés vitales dans tous les tissus ou sys-
tèmes similaires ; il rattacha en même temps l'anatomie à la physiologie et à la pathologie. Son *anatomie generale* préludait à de
grands travaux, qui, en déblayant les étables d'Augias, devaient
débarrasser la médecine des erreurs qui l'étreignaient ; mais la
mort l'enleva à l'âge de 32 ans, au commencement de ce siècle

RÉVOLUTION DE BROUSSAIS.

Broussais (1), sorti de l'école de Bichat, entra médecin dans les
hôpitaux militaires à la suite des armées qui parcouraient les diverses contrées de l'Europe sous le premier Empire. Dans ces
hôpitaux militaires et dans ces contrées diverses, l'élève de Bichat
apprit bientôt à distinguer la vérité des erreurs scholastiques. *Le
traité des phlegmasies chroniques*, qui parut en 1808, décela un
observateur hors ligne. Rentré à Paris, il ouvrit en 1816 des
cours publics que nous sommes heureux d'avoir suivis, et, dans
l'*Examen des doctrines* qui parut à peu près en même temps, il
annonça que toutes les fièvres essentielles devaient disparaître de
la classification nosologique pour se fondre dans la classe des
phlegmasies ; que les maladies dites organiques étaient aussi l'effet ou le résultat de l'inflammation, qu'il divisa en phlegmasie
sanguine, affectant les capillaires rouges et en sub-inflammation

---

(1) Un des premiers nous avons résumé ses leçons ; thèse inaugurale : l'*Irritation et les maladies irritatives.* — (Paris 1817).

siégeant dans les mêmes capillaires rouges et dans les capillaires blancs contigus.

Les maladies se rapportent à deux grandes divisions : la première comprend les maladies *sthéniques* (pour parler le langage de Brown) ; ou irritatives ; la seconde comprend les maladies *asthéniques*, provenant de la faiblesse ou d'un défaut d'excitation.

L'irritation ou la sthénie n'est jamais générale, comme le croyait Brown ; elle peut se développer dans l'asthénie ou la débilité primitive, et dans tous les cas, celle-ci en est le résultat dans les organes différents; mais elle est, dans ce cas, secondaire et non pas essentielle, comme le croyait encore Brown, qui fut conduit par ses erreurs à des traitements très-meurtriers. Les phlegmasies, les hémorrhagies , l'hydropisie active et la plus part des névroses, rentrent dans les maladies sthéniques ou irritatives ; toutes ces maladies sont continues ou intermittentes.

L'asthénie essentielle comprend l'asphyxie, l'anémie des névroses, la paralysie, l'hydropisie passive et le scorbut. Du reste, les maladies de ces deux divisions opposées se compliquent facilement, attendu que, comme nous le disions, la sthénie produit toujours consécutivement l'asthénie, et que la sthénie ou l'irritation se développe d'autant plus facilement dans les organes, que ceux-ci sont plus faibles ou frappés d'asthénie, ce qui est d'une très-grande importance dans le traitement de ces maladies, et doit faire éviter de faire perdre du sang aux individus déjà épuisés et à ceux dont la maladie attaque les organes essentiels à la vie, comme, dans les gastro-entérites typhiques et les fièvres pernicieuses. Ces diverses maladies ne peuvent se diviser en genres et espèces comme les animaux et les plantes qui naissent de génération ; elles ne sont autre chose que des organes malades et non des mots ou des groupes de symptômes comme l'insinuaient les nosologistes, qui, tombant dans une erreur philosophique, que Condillac pourtant avait bien fait connaître, réalisaient leurs propres idées par des abstractions ontologiques.

Le vitalisme est sans doute la doctrine qui constitue essentiellement la médecine; mais il n'est pas exclusif, sans quoi Broussais n'aurait pas eu besoin de donner à sa doctrine le nom de *Médecine physiologique*. En même temps que la force vitale est préalablement à elle, existe l'affinité organique qui préside à la nutrition, à la composition et décomposition des corps organisés, c'est ce que Broussais appelait *chimie vivante*. Ainsi cet esprit créateur présageait déjà la découverte de M. Raspail, qui s'exerce sur cette affinité vitale.

Broussais, d'autre part, regardait comme formant une essentialité morbide, les obstacles à la circulation, ce qui nous raménera encore à la physique de Boerhaave, ainsi qu'à la théorie de M. Raspail, relative à l'inflammation.

On comprend que si la force vitale réside dans les solides organiques, l'affinité vitale aussi réside surtout dans les fluides : ainsi nous sommes loin de rejeter l'humorisme. Il s'agit généralement de rendre le sang plus fluide dans les phlegmasies, comme aussi il s'agit de le rendre moins fluide ou plus épais et consistant dans l'hémorrhagie et dans l'hydropisie active. Un grand nombre de maladies sont autant dans les fluides que dans les solides, telles sont le scorbut, parmi les maladies asthéniques, et, parmi les maladies irritatives, les sub-inflammations dartreuses et scrofuleuses, la syphilis, les phlegmasies éruptives et diphtérétiques, la goutte, même les typhus, la peste et le choléra.

Des recherches importantes sont à faire encore en médecine, et l'on peut reprendre, comme on voit, dans les anciennes doctrines.

Broussais s'élevait beaucoup contre l'éclectisme qui était impossible, en effet, avant lui ; aujourd'hui il est nécessaire et la doctrine physiologique est le fil d'Ariane qui doit guider le médecin dans le dédale des vérités et des erreurs. Il est faux que la doctrine de Broussais ait été démolie pièce à pièce, comme veut le prétendre M. Raspail : elle est au contraire généralement adoptée, car seule, elle constitue la science, souvent même elle est exagérée ou faussement appliquée par ceux qui ne l'ont pas suffisamment étudiée et par ceux-là aussi qui ne comprennent pas la découverte de M. Raspail, qui doit modifier les traitements vitalistes ou hypocratico-broussaisiens.

La médecine physiologique resterait incomplète, si à l'action des fluides matériels dont nous avons parlé, on ne joignait celle d'autres fluides ou agents impondérables, tels que la lumière, le calorique, l'électricité et le magnétisme. L'un des professeurs les plus éminents qui aient honoré l'école de Paris, « Chaussier », mettait la caloricité au même rang que la force vitale. On pourrait peut-être en dire autant de l'électricité organique. Dans tous les cas, ces principes ou agents impondérables ont des rapports intimes avec la force vitale et l'affinité dont nous avons parlé, et l'étude physiologique de ces forces ne doit pas être séparée. L'électricité expliquerait ce qu'il peut y avoir de vrai dans les prétentions de l'homœopathie dont on a tant abusé, et que nous avons trop sévèrement jugée peut-être (1). La force *atomistique* des médicaments-poisons que l'on emploie généralement à trop hautes doses est encore méconnue, et Broussais lui-même voulait qu'on l'étudiât dans les cas désespérés où il n'y a rien de mieux à faire.

---

(1) Voir le journal le *Conciliateur de la Corrèze*, du 30 octobre 1858.

RÉFORME DE M. RASPAIL.

Nous avons fait connaître les doctrines médicales autant qu'il est nécessaire pour comprendre ce que M. Raspail nous a donné de vérités utiles et pour éviter ses erreurs.

Il n'entre pas dans notre plan d'analyser les doctrines des médecins célèbres, anciens ou modernes, parce qu'elles rentrent dans celles que nous avons fait connaître, ou qu'elles ne doivent pas nous occuper en ce qu'elles en diffèrent ; il nous suffit d'avoir démontré qu'elles étaient incomplètes, imparfaites et erronées avant Broussais, puisqu'elles se réduisaient, en dernière analyse, aux nosologistes et à Brown. Loin de nous, pourtant, de vouloir blâmer les écoles de médecine de n'avoir pas su profiter en théorie de la doctrine Hallérienne, ou de vouloir blâmer Brown, le disciple de Cullen, d'en avoir fait un mauvais usage ; l'on ne pouvait mieux faire, quand Bichat et Broussais manquaient à la science. Les nosologistes aussi faisaient de louables mais vains efforts pour arriver à la connaissance de la nature des maladies, que les médecins physiologistes seuls pouvaient découvrir.

Paracelse, au règne de l'alchimie; Sylvius de Leboë et Wilis, pendant l'ancienne chimie de Sthall, et le professeur Baumes, de Montpellier, depuis les découvertes de Lavoisier, avaient vainement tenté de porter la chimie dans la médecine et d'appliquer cette science à l'art de guérir. M. Raspail, l'auteur de la *Chimie organique*, a été plus heureux.

Les agents qui s'exercent sur nos corps pour y entretenir la vie, n'agissent pas uniquement sur la force vitale : la plupart modifient les fluides organiques, tels sont l'air, l'eau, les acides, les alcalis, les sels, l'alcool, les essences officinales. C'est principalement sur ces derniers agents que porte la chimie médicale de M. Raspail.

On savait, depuis longtemps, que l'alcali volatil était le contrepoison du venin de la vipère; ce venin, qui est sans doute un acide, coagule le sang, d'où il résulte une phlegmasie dans le système vasculaire entre la morsure et le cœur, et des syncopes ; il est neutralisé par l'alcali. De ce fait, on pouvait conclure la possibilité d'employer en grand les alcalis et les sels alcalins ; c'est ce qu'a fait M. Raspail.

Dans toutes les phlegmasies ou inflammations, le sang s'accumule dans la partie enflammée ; il tend à se coaguler ou à passer à l'état solide. La circulation est ainsi localement interceptée, d'où résulte la fièvre qui est un effort du cœur pour vaincre cet obstacle. La médecine, jusqu'à M. Raspail, n'a connu de remède, contre cet effet morbide, que les saignées, la diète, les boissons délayantes et tout l'attirail dit antiphlogistique. Mais ce traitement est long, souvent dangereux, et affaiblit inutilement le malade. M. Raspail nous donne un moyen plus prompt, plus direct et moins dangereux pour détruire le principal effet de la phlogose, c'est-à-dire la congestion sanguine qui fait obstacle à la circulation. Il suffit d'employer des fomentations ou lotions alcalines dans le voisinage de la partie enflammée. Cette eau alcaline s'introduit dans les capillaires sanguins avec une grande facilité ; le sang est rendu plus fluide, et l'obstacle à la circulation est enlevé : la douleur, la fièvre, les symptômes morbides cessent, dès ce moment, comme par enchantement.

M. Raspail a donné à la solution alcaline, dont il se sert généralement, le nom d'*Eau sédative*. Ce nom est assez mal choisi ; car, pourquoi donner une dénomination médicale à un remède qui n'est pas un médicament, qui n'est autre chose qu'un réactif. Cette dénomination offense les médecins qui en comprennent l'ironie, ou bien elle les trompe, parce que l'eau alcaline n'a pas les propriétés qu'ils attachent au mot *sédatif*, et qu'ils la croient presque sans effets sur la force vitale. En effet, elle agit d'autant mieux sur le sang ou sur l'affinité organique, qu'elle agit moins sur la force vitale et les tissus solides ; de sorte qu'il faut que ce remède soit à peu près inerte pour remplir son effet chimique. Paracelse, s'il eût découvert l'eau sédative, lui aurait donné un autre nom cabalistique ou théosophique, et sans doute il en serait mort de joie ; mais il n'aurait pas eu l'idée de M. Raspail, de détruire la médecine, ce qu'exprime ironiquement le mot *Eau sédative*.

Le révolutionnaire du seizième siècle, le Luther de la médecine, fut bien, comme on a dit, le plus fou des médecins ; mais il était aussi et voulut être de tous les fous le plus médecin ; tandis que M. Raspail représente réellement le véritable médecin malgré lui : le premier recherchait avidemment la vérité, il la prédisait et l'annonçait ; le second semble vouloir la détruire quand il la trouve établie, pour que rien n'existe que ce qu'il inventera lui-même. Comment se fait-il que ce dernier tienne moins à sa vraie découverte, qu'il ne tient à établir un système erroné sur les débris par lui supposés d'une doctrine qui défie orgueilleusement ses inutiles efforts ?

Ainsi se ternit une louange bien acquise ; sans doute il y a des torts d'autre part : le mérite est trop souvent méconnu et payé d'ingratitude ; mais cela ne justifie ni l'irritation, ni l'égarement. L'homme-Dieu souffrait aussi et il pardonna à ses bourreaux : *ils ne savaient ce qu'ils faisaient.*

Il convient, en général, d'employer le traitement chimique que nous appellerons galeno-raspalien, dans toutes les maladies irritatives, phlegmasies et névroses, parce que ce traitement est plus prompt dans ses effets et ne présente aucun danger. Il convient surtout d'y avoir recours dans tous les cas graves de ces affections, lorsque le mode de traitement vitaliste, ou hipocratico-broussaisien, présente des dangers.

Dans les inflammations externes, les symptômes morbides s'enlèvent à vue d'œil, par l'emploi des lotions alcalines. Dans les phlegmasies éruptives, les angines diphtériques et le croup, il faut employer les alcalis, ou sels alcalins, à l'intérieur et à l'extérieur. Ils réussissent parfaitement, et l'on fait courir des dangers aux malades, si l'on n'emploie cette méthode.

Dans les fièvres cérébrales, dans les gastro-entérites, surtout celles qui sont adynamiques ou typhiques, on aurait le plus grand tort aussi de ne pas y avoir recours.

Dans l'apoplexie forte, les saignées ne réussissent nullement. On guérit au contraire instantanément cette maladie par les moyens dont il s'agit, surtout si elle est le résultat de boissons alcooliques ou chargées d'acide carbonique.

Dans les pleurésies et les péripneumonies, on peut avoir recours au traitement hypocratico-broussaisien si l'on est appelé dès les premiers jours, et si l'on veut augmenter le nombre des visites soit pour plaire aux malades ou dans tout autre but. Mais pour guérir promptement et surtout si la maladie existe depuis une semaine ou plus, si le malade est affaibli par des maladies antérieures ou des peines morales, et s'il y a complication d'autres maladies graves, la saignée sera mortelle; tandis que l'on guérira en quelques heures par des fomentations d'eau sédative ou par un bain alcalin. Par ce traitement, le malade qui se sentait près d'expirer, qui avait le pouls intermittent, le poumon mût, imperméable à l'air et au sang, se sent guéri instantanément ; il lui semble qu'on lui enlève un poids qui l'oppressait, et alors qu'il ne pouvait plus parler, il s'écrie tout-à-coup, d'une voix vigoureuse : « Je suis guéri. »

Mais plus souvent encore le malade ne s'aperçoit pas de sa guérison et il se laisserait faire une saignée qui pourrait être mortelle, dans la seule idée qu'il a encore sa pleurésie, qui a disparu par l'action de la solution alcaline. Les malades reconnaissent rarement leur convalescence et ils meurent souvent, soit par l'emploi de moyens contraires , soit par la continuation même des moyens qui les avaient guéris.

Lorsque les maladies sont déjà anciennes, l'irritation ne s'enlève pas en même temps que son principal effet qui est l'obstacle à la circulation, et alors il faut avoir recours, plus ou moins, aux anciens modes de traitement.

Dans la goutte et les rhumatismes, les alcalis employés à l'extérieur et quelquefois intérieurement, sont aussi les moyens qui réussissent. Mais il ne faut pas oublier que ces moyens ne remédient qu'à un effet morbide. Ils n'attaquent point la cause primitive de la maladie et ils ne peuvent prévenir celle-ci ou en empêcher le retour. Il faut, sous tous ces rapports , s'adresser à la médecine vitaliste. Depuis longtemps déjà on employait dans ces maladies les liniments volatils , mais à titre de stimulants résolutifs et de sédatifs nerveux. C'est depuis M. Raspail seulement, que l'on conçoit l'effet humoral de ces médicaments. Quant au narcotisme que l'on pourrait aussi rechercher, soit qu'il vienne de l'opium, soit de l'éther ou du chloroforme, il pourrait n'être dans ces cas qu'une métastase dangereuse.

Dans la gangrène et le cancer, et dans les plaies et ulcères que constituent ces terminaisons fatales de l'inflammation et de la sub-inflammation, la médecine vitaliste est à peu près nulle, tandis que les agents chimiques, en s'opposant à la putréfaction, en purifiant et embaumant le sang, s'opposeront à la propagation et à la répétition de la maladie. Les moyens qui conviennent alors sont : les chlorures alcalines, l'alcool et les essences officinales aromatiques.

Les médecins seraient coupables, nous le croyons, car ils laisseraient par leur faute s'opérer des accidents graves et perdraient beaucoup de monde, s'ils ne faisaient pas usage du mode de traitement raspalien ; ils ne trouveraient d'excuses qu'en ce que cette méthode n'est pas assez préconisée par la presse médicale. Dans les épidémies surtout, la mortalité sera grande si l'on n'a recours à cette méthode. Un des inconvénients des solutions alcalines, qu'il faut d'ailleurs proportionner à l'âge, au sexe, au tempérament du malade, ainsi qu'au climat et même à la sensibilité de l'organe sur lequel elles sont portées (de telle sorte que M. Raspail, l'ennemi du vitalisme, est forcé d'être lui-même vitaliste pour que ses remèdes ne soient pas nuisibles); l'inconvénient, disons-nous , est de produire ce que nous appelons métastase, c'est-à-dire de porter la congestion sanguine sur d'autres points. Mais on remédie facilement à cet effet en portant les applications sédatives ou alcalines sur le lieu où se produit la métastase.

Puisqu'on a un moyen aussi facile de remplacer la saignée générale et locale, il convient de s'abstenir de celle-ci toutes les fois qu'elle présente quelques dangers, comme sur les malades épuisés, lorsque la maladie est trop ancienne , lorsque le malade a déjà souffert de maladies antérieures ou de peines morales, et lorsque l'affection tend à passer à l'adynamie. Dans tous ces cas, quand même le malade serait plétorique, on fera bien de guérir la maladie et de remettre les saignées jusques après guérison, car le sang est nécessaire à la guérison. Pourtant, il ne faut pas être exclusif, et quand le sujet est fort, vigoureux, que la maladie est débutante, on guérit aussi promptement par la saignée que par les moyens que nous préconisons, et le médecin expérimenté peut choisir entre l'un ou l'autre de ces moyens.

Broussais, qui a donné des bases sûres à la médecine, particu-

lièrement en faisant connaître la gastro-entérite , connaissance
sans laquelle on ne pouvait traiter avec sécurité aucune maladie,
Broussais qui a étendu immensément le domaine des phlegmasies,
a fait supposer à ceux qui ne se sont pas donné la peine de l'étudier,
qu'il fallait toujours saigner; mais l'historien des phlegmasies,
distingue les quatre cas suivants, dans ces maladies, qui ne for-
ment pas à beaucoup près la majorité de la pathologie : 1° force
du pouls, force de l'individu ; 2° force du pouls, faiblesse de l'individu ; 3° force de l'individu, faiblesse du pouls; 4° faiblesse du
pouls, faiblesse de l'individu. Broussais reconnaissait que la saignée était dangereuse dans les trois derniers cas qui sont infini-
ment les plus nombreux. Nous pensons aujourd'hui qu'elle doit
être tout-à-fait proscrite dans ces cas et remplacée par la méthode
de M. Raspail ; que les saignées ne devraient donc être appliquées
que dans le premier cas, c'est-à-dire lorsqu'il y a force du pouls,
force de l'individu, et même dans ce cas encore, on a toujours
quelques quarts d'heure pour employer la méthode Raspail, préalablement à la saignée que l'on fera, si elle est nécessaire, au
moment le plus convenable. Ainsi, une ou deux saignées suffiront
toujours, au lieu de cinq ou six ou plus.

Les solutions alcalines ne conviennent plus, ou ne peuvent être
employées que momentanément lorsque la phlegmasie arrive à la
suppuration; ainsi que dans la phthisie, dans la bronchite chronique et dans la diarrhée. Elles seraient contraires dans les hémorrhagies et l'hydropisie active. Dans tous ces cas, il faut remplacer les solutions alcalines par des solutions acides ou vinaigrées,
ou par des alcools ou des essences aromatiques. Ces dernières
substances produisent sur l'affinité ou sur les fluides organiques
des effets contraires à l'effet des alcalis ; et dans les phlegmasies,
même lorsque les fluides sont saturés par les alcalis et que la maladie persiste, on la voit cesser à l'instant même par l'emploi
d'une lotion acide ou alcoolique.

Par ces derniers moyens que l'on peut employer concurremment avec les alcalis, en portant les premiers sur les organes
frappés d'asthénie, et les autres sur ceux frappés de sthénie, on
évitera l'emploi de ces grands et douloureux vésicatoires qui
n'ont d'autre avantage que celui de faire remercier le médecin,
en proportion de la douleur qu'il a fait éprouver aux malades.

C'est depuis la chimie médicale ou depuis M. Raspail seulement, que l'on s'explique l'action des eaux minérales , des alcalines principalement ; que l'on comprend pourquoi ces dernières
guérissent des phlegmasies, telles que la gastrite chronique, et
pourquoi un bouillon salé et épicé peut produire le même effet.
Par les mêmes raisons, on peut comprendre la vertu du sulfate
de quinine dans les fièvres intermittentes. On comprendra aussi
les fameux contre-stimulants d'une école italienne, ou les bons

effets de l'émétique à haute dose dans les phlegmasies graves autres que la gastro-entérite. Enfin, on comprendra encore la propriété de l'iode et du fer et peut-être aussi la spécificité du mercure dans la syphilis.

La médecine vitaliste qui d'Hippocrate se termine à Broussais, et la médecine humorale ou chimique qui de Galien est arrivée jusqu'à M. Raspail, et qui l'une et l'autre se perfectionneront encore, doivent être employées concurremment, en faisant choix de l'une ou de l'autre ou les employant conjointement au besoin. On doit surtout ménager toujours la force vitale et les organes. Enfin il faut employer concurremment aussi les moyens que réclament la caloricité et l'électricité organiques conjointement à ceux que l'on dirige sur l'affinité et sur la force vitale.

Ainsi, l'on diminuera des trois quarts et demi le nombre habituel des malades, et par suite la mortalité ; mais, pour cela, il conviendrait que le médecin soit rétribué par l'Etat afin qu'il n'ait pas d'intérêt à avoir trop de malades.

Il importe que l'on sache et que l'on soit généralement convaincu que lorsqu'une maladie traitée dès le principe, produit la mort avant l'âge, ou parvient à une longue durée, si les auteurs du traitement n'ont pas employé avant tout, ou concurremment avec leurs médications, les agents que nous disons chimiques ou physico-chimiques, ces auteurs sont alors coupables des événements malheureux, c'est-à-dire de la mort ou de la longue durée de la maladie, car ces moyens physiques ou chimiques pouvaient, ou guérir seuls, ou faciliter la réussite de la médication vitaliste. Ces moyens chimiques ou physico-chimiques sont constants et à peu près invariables dans leur action, précisément parce qu'ils sont à peu près inertes, au moins immédiatement, sur la force vitale ; tandis que les médicaments qui agissent directement sur la vie, sont inconstants, variables et incertains dans leurs effets.

Nous ne parlons pas, et pour cause, de la pathologie animée de M. Raspail. Ces parasites cutanés ou qui se nourrissent sur les surfaces muqueuses internes, particulièrement l'intestinal, sont plutôt des malpropretés ou des défauts d'hygiène que des maladies. Celles-ci ne sont pas dans les mots, comme l'insinuaient les nosologistes ; ni dans la zoologie ou même dans la botanique, comme il résulterait de la doctrine de M. Raspail.

L'*entomogénose* et l'*helminthogénose* ne sont aussi que des mots qui valent moins peut-être que les entités des nosologistes. Ils indiquent une cause, mais non la nature de la maladie. Pourtant, comme cause ou complication, le parasitisme doit être pris en sérieuse considération, et le traitement anthelmintique donné par M. Raspail est d'une grande importance et très-efficace.

Les maladies sont dans les organes vivants, dans les fluides organiques, soit matériels, soit immatériels ou impondérables. Elles sont un dérangement de l'exercice normal des fonctions qui constituent la vie.

« Pour le médecin, disait Broussais, les organes doivent être
» transparents ; il doit les voir agir dans l'état de santé et de ma-
» ladie, sous l'influence de leurs excitants et modificateurs di-
» vers, et c'est en dirigeant cette action qu'il exerce sont art sa-
» lutaire. »

Le champ de la médecine est vaste ; on n'en trouve pas un aperçu suffisant ni toujours vrai dans le *Manuel populaire* et *Vocabulaire médical* de M. Raspail, qui n'est pas même à la hauteur de l'état actuel de la science. Ces sortes d'ouvrages, d'ailleurs, devraient être faits par un homme de jugement, et non par le systématique à imagination exaltée ; mais le public peut, et le médecin doit, prendre l'enseignement de l'homme de génie, quand il résulte de faits bien observés et de découvertes déjà anciennes, quand il est le complément de la médecine vraie qui est jusqu'ici celle de Broussais, sauf les additions et perfections apportées par les travaux ultérieurs, lorsque enfin cet enseignement est la réforme par la chimie de l'humorisme de Galien et un retour vers l'école de Boerhaave rajeunie et épurée, que nos anciennes facultés de Paris et de Montpellier, plus coupables à cet égard que les autres universités européennes, ont sacrifiée aux erreurs de Sthal, considérées comme honorant Hippocrate, par l'exagération de quelques inexactitudes attribuées au divin vieillard.

Notre tâche est terminée ; nous n'avons pu que dicter ces lignes pour cause d'une cécité qui ne nous permet ni de lire ni d'écrire ; nous regrettons particulièrement de ne pouvoir donner, d'après les division et classification sus-énoncées : 1° le traitement physico-chimique et hygiénique des maladies, qui est applicable dans tous les cas ; 2° le traitement médical ou vitaliste applicable au besoin, qui doit toujours être favorisé par le précédent, et qu'il ne faut employer que lorsque l'indication est certaine, sans quoi il faut rester dans les généralités, d'après les préceptes d'un des plus célèbres sectaires de Boerhaave (Stoll : *ratio medendi*).

Dans toute médication, une distinction importante est néeessaire encore, quoiqu'elle soit très-élémentaire : c'est la nature qui guérit, dit Hippocrate ; il faut l'aider ou ne rien faire, disent Stall, l'ultra-hippocratique, et ses adeptes encore nombreux parmi nous. Ces sectaires sont plus nuisibles qu'utiles ; ils nuisent surtout par leur nullité, par l'inaction qui est leur règle en expectant les crises jusque dans l'étisie et la consomption.

Hahnemann et ses homœopathes appartiennent à cette catégorie. Faux et exclusifs dans leur principe exceptionnel, qui est de guérir par l'action semblable à la maladie, ils sont nuisibles par leur nullité et le seraient plus encore dans la réalité de la puissance des doses infinitésimales, puissance que nous n'osons nier, mais qui est encore à l'état d'absurdité.

C'est la nature qui est l'auteur de la maladie, de la guérison et de la mort ; il ne faut donc imiter la nature que lorsqu'elle guérit, mais le plus souvent il faut modérer ou exciter ses efforts, et c'est en général par une action *contraire*, comme le dit encore Hippocrate, qui reconnaît aussi la guérison par les *semblables*, sans qu'il y ait pourtant contradiction, parce que des médications contraires peuvent être des actions ayant quelques similitudes, et que souvent on ne guérit la maladie qu'en en produisant une autre. Mais quand la nature produit à la maladie ou tend à la mort, il faut l'arrêter, l'étrangler par un traitement contraire, *morbum jugulare*, disait Galien, et c'est ainsi qu'ont procédé les médecins qui ont fait usage de leur raison et que la renommée a illustrés : Sydenham comme Baglavi, Stoll comme Broussais ; ceux qui se sont distingués par une pratique heureuse, et ceux plus utiles encore qui ont fait école, ont créé la doctrine ou fondé la science ; et c'est de même qu'il faudra toujours agir, même en perfectionnant les moyens de guérison.

VIALLE, d. m. p.

Brive, typ. Verlhac. — Fév. 63.

9 782329 165776